Faten LIMAIEM

Guia Prático de Patologia Urológica

Faten LIMAIEM

Guia Prático de Patologia Urológica

Protocolos essenciais

ScienciaScripts

Imprint
Any brand names and product names mentioned in this book are subject to trademark, brand or patent protection and are trademarks or registered trademarks of their respective holders. The use of brand names, product names, common names, trade names, product descriptions etc. even without a particular marking in this work is in no way to be construed to mean that such names may be regarded as unrestricted in respect of trademark and brand protection legislation and could thus be used by anyone.

Cover image: www.ingimage.com

This book is a translation from the original published under ISBN 978-620-6-69561-5.

Publisher:
Sciencia Scripts
is a trademark of
Dodo Books Indian Ocean Ltd. and OmniScriptum S.R.L publishing group

120 High Road, East Finchley, London, N2 9ED, United Kingdom
Str. Armeneasca 28/1, office 1, Chisinau MD-2012, Republic of Moldova, Europe
Managing Directors: Ieva Konstantinova, Victoria Ursu
info@omniscriptum.com

Printed at: see last page
ISBN: 978-620-8-63505-3

Guia Prático de Patologia Urológica
Protocolos essenciais

ÍNDICE DE CONTEÚDOS

PREÂMBULO

O exame macroscópico de peças cirúrgicas em urologia é um passo essencial no processo diagnóstico e terapêutico dos doentes. Este guia foi desenvolvido especificamente para especialistas em anatomia patológica, para os ajudar na análise de vários espécimes cirúrgicos, incluindo nefrectomia em crianças, nefrectomia parcial e total, cirurgia para tumores do trato excretor, bem como espécimes testiculares, prostatectomia radical e cistoprostatectomia.

As patologias urológicas, particularmente as formas malignas, têm caraterísticas morfológicas distintas que requerem uma atenção especial. O objetivo deste guia é fornecer uma metodologia clara, acompanhada de protocolos adequados, para o exame meticuloso destas amostras. Cada capítulo foi concebido para facilitar a identificação dos tumores, a sua descrição precisa e a avaliação dos factores de prognóstico essenciais para o tratamento dos doentes.

Esperamos que esta ferramenta seja um valioso aliado na sua formação, ajudando-o a desenvolver as competências necessárias para se destacar na anatomia patológica urológica. Desejamos-lhe o maior sucesso nos seus estudos e na sua prática e encorajamo-lo a abordar cada peça cirúrgica com rigor, curiosidade e espírito de análise crítica.

NEFRECTOMIA EM CRIANÇAS

NEFRECTOMIA EM CRIANÇAS

A- Anatomia - Orientação :

1. Vista externa :

O rim tem a forma de um feijão, com dois lados, anterior e posterior, medial e lateral, e superior e inferior.

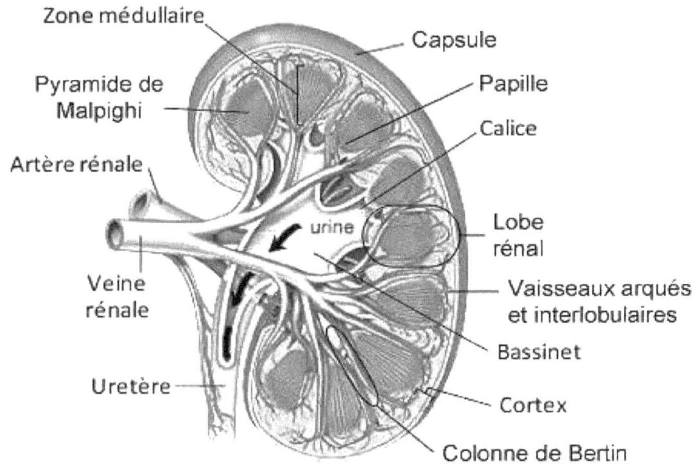

Figura 1: Esquema de uma secção longitudinal de um rim (modificado de M. Keck, 2012)

2. Secção longitudinal :

Órgão par **localizado retroperitonealmente**, rodeado por uma cápsula fibrosa e depois por tecido adiposo abundante, delimitado pela fáscia de Gerota (visível em cirurgia ou radiologia), penetrado pelas artérias e veias renais no hilo, no bordo medial.

- O parênquima renal é constituído por

- Um **córtex periférico** com glomérulos e túbulos contorcidos proximais e distais

- **Medular central** com as cavas de Henlé e os tubos colectores. Os tubos colectores terminam na papila num cálice menor.

3. Trato urinário

O sangue é filtrado pelos **glomérulos.** O ultrafiltrado glomerular (ou urina primária) é modificado à medida que passa pelos sucessivos segmentos dos **nefrónios**:

- os tubos contorcidos proximais do córtex

- as alças de Henlé da medula

- os tubos contorcidos distais do córtex

- depois para os tubos colectores da medula

A urina final flui então para os cálices menores.

Os cálices menores constituem o início do trato urinário. A urina acumula-se então nos **cálices maiores** e entra no **pielon** (antiga pelve renal), que desemboca **no ureter** na extremidade inferior do hilo. O ureter continua o transporte extra-renal da urina para a **bexiga** e depois para a **uretra**.

4- Os seus relatórios :

- **O rim direito :**

- face posterior: diafragma em cima, psoas, quadrado lombar e transverso do abdómen em baixo.

- a superfície visceral do lobo direito do fígado e o duodeno na face anterior superior e o ângulo do cólon direito na face inferior.

- O fígado corre ao longo da borda lateral.

- A glândula suprarrenal direita encontra-se no bordo superior medial, o hilo renal no bordo médio e o ureter no bordo inferior.

- **O rim esquerdo :**

- face posterior: diafragma em cima, psoas, quadrado lombar e transverso do abdómen em baixo.

- face anterior, acima do baço e da cauda do pâncreas, e, nas partes média e inferior, as ansas jejunais e o ângulo esquerdo do cólon.

- borda lateral do ângulo do cólon esquerdo.

- A glândula suprarrenal esquerda encontra-se no bordo medial, o hilo renal no bordo médio e o ureter no bordo inferior.

5- Critérios de referenciação :

- **Adrenal**

De cor amarelo-alaranjada, no pólo superior do rim e estendendo-se pela parte superior do bordo medial.

- **No caso de um tumor:** (pólo superior aqui) verificar se a localização do tumor corresponde às informações clínicas.

Hilo renal: medial

Ureter: trajeto do pielon até ao pólo inferior

corre ao longo da borda medial do rim até ao seu pólo inferior.

Facilmente encontrado antes da abertura, a sua extremidade corresponde à parte médio-inferior do rim.

B- Medir, pesar e fotografar a peça cirúrgica intacta:

- Medição

|__|__|x |__|__| x |__|__| mm

- Pesagem

|__|__|__|__|gramas

- Tirar fotografias, identificando as zonas onde há risco de rutura.

C- Enquadramento da parte cirúrgica :

- Esponja no local da cirurgia

- Enquadrar a parte cirúrgica

- **Deixar secar** ao ar durante alguns minutos e, em seguida, **mergulhar a peça** cirúrgica em formalina acética (em vez do líquido de Bouin).

D- Abrir a sala de operações e fotografar :

- **Esponja** no local da cirurgia

- **Abrir o rim** no seu bordo exterior, tentando posicionar-se no plano do hilo renal

E- Descrever a lesão :

Número:I__I__I__I

- Tamanho: I__I__I x I__I__I x I__I__I mm

- Localização:

□□□□ □Velo superior Medio-renal Hilaire Velo inferior Massive

- Avaliar a percentagem de necrose: I__I__I %.

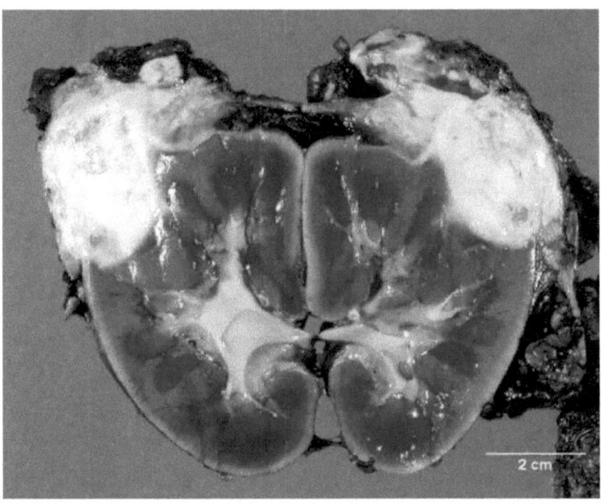

Figura 2: Tumor lobulado, mole, amarelo-acastanhado, junto ao pólo superior do rim. O tumor estende-se para além do rim e parece estar presente na margem cirúrgica marcada.

https://www.webpathology.com/images/genitourinary/kidney/pediatric-renal-tumors-i---nephroblastoma/36019

F- Segurança do bloco operatório :

- **Formaldeído** ou formaldeído acético

A peça pode ser colocada a 4°C para uma melhor fixação

- **Duração 24 a 48 horas**

A fixação pode ser ainda mais acelerada através da realização de um corte paralelo ao primeiro, algumas horas após a operação (a cápsula renal já não se retrai como quando a sala de operações foi aberta).

G- Amostragem :

- **Um ou dois cortes completos do tumor** passando pelo hilo e, se possível, o eixo mais longo do tumor são incluídos na sua totalidade e marcados, envolvendo o rim normal e o tumor.

- A localização de cada amostra deve ser assinalada na fotografia (numeração dos blocos).

- **Amostras adicionais**

Se necessário, noutras áreas suspeitas, na periferia do tumor, ao nível do hilo renal, no rim normal, se este estiver ausente dos cortes completos (retirar dois blocos de rim normal).

H- Procurar adenopatia no seio maxilar:

- À palpação

- Incluir todos os gânglios linfáticos encontrados

I - Equipamento

- Agente de fixação: O agente de fixação habitual é a formalina tamponada a 10%.
- Lâmina
- Faca
- Tinta da China
- Régua plana
- Cassetes
- Câmara

J. Condições e regras de boas práticas

- As peças são fixadas em formalina tamponada a 10%.

- Uma fixação tardia ou deficiente pode alterar a qualidade morfológica das secções histológicas. É importante respeitar o rácio entre o volume de tecido e o volume de fixador (1/10).

- Todas as amostras devem ser enviadas para o laboratório de patologia juntamente com uma **ficha de informação clínica**. Esta ficha deve incluir a história da doença, os antecedentes do doente, os resultados dos exames paraclínicos efectuados e os dados endoscópicos.

K. Conclusão

Em conclusão, é imperativa uma abordagem metódica e exacta ao exame macroscópico das amostras de nefrectomia para caraterizar as lesões tumorais, avaliar as margens de ressecção e fornecer informações cruciais para o prognóstico e gestão dos doentes. Ao seguir as diretrizes apresentadas neste guia, os profissionais de patologia poderão aperfeiçoar a sua capacidade de interpretar com precisão as caraterísticas macroscópicas dos tumores, contribuindo assim para uma gestão mais eficaz e individualizada dos doentes.

O que provar

- **2 cortes cirúrgicos macroscópicos**

Os blocos são marcados numa fotografia dos dois cortes macroscópicos. Pelo menos 1 corte macroscópico.

- **Rim normal** (2 blocos) (se ausente em ambos os cortes)

- **Qualquer outra lesão** suspeita

- Quaisquer **gânglios linfáticos** no hilo renal

Classificação SIOP (Sociedade Internacional de Oncologia Pediátrica)

Estadios SIOP (quimioterapia pré-nefrectomia)

□ Não existe classificação TNM para tumores renais em crianças, mas sim classificação SIOP

☐ A classificação SIOP varia consoante tenha ou não sido administrado tratamento pré-operatório

☐ Em França, os tumores renais das crianças são removidos após a quimioterapia

Fase 1

O T deve ser completamente ressecado (margens negativas

a) Tumor limitado ao rim ou rodeado por uma pseudo-cápsula fibrosa que pode estar infiltrada pelo tumor

b) Tumor que se projecta no trato excretor ou no ureter, mas não deve infiltrar-se na sua parede

c) Tecido tumoral necrótico ou alterações pós-quimioterapia no seio, mas os vasos do seio devem estar isentos de tumor e necrose.

d) Tumor que invade os vasos intra-renais

Nota: uma biópsia ou aspiração transcutânea com agulha fina não altera o estádio (o tamanho da agulha (Gauje) deve ser mencionado ao patologista).

Fase 2

a) O tumor estende-se para a gordura perirenal, mas a ressecção é completa (margens -)

b) O tumor infiltra-se no seio ou nos vasos extra-renais, mas a ressecção é completa

c) O tumor infiltra-se em órgãos adjacentes ou na veia cava, mas a ressecção é completa

d) Biópsia cirúrgica antes da cirurgia ou da quimioterapia

Fase 3

a) Excisão incompleta do tumor que se estende às margens de ressecção

b) Invasão de um ou mais gânglios linfáticos abdominais

c) Rutura tumoral pré ou per-operatória

d) O tumor penetra na superfície peritoneal

e) Implantes tumorais na superfície peritoneal

f) Trombos tumorais presentes nas margens de ressecção dos vasos ou do ureter ou enviados de forma fraccionada pelo cirurgião

Nota: a presença de necrose tumoral ou de alterações induzidas pela quimioterapia (histiócitos espumosos) num gânglio linfático ou numa margem de ressecção é considerada como prova de tumor.

Fase 4

Metástases hematogénicas (pulmão, fígado, ossos, cérebro, etc.) ou metástases em gânglios linfáticos fora da região abdominal-pélvica

Fase 5

Tumor bilateral aquando do diagnóstico

Em caso de dúvida sobre o estádio do tumor, consultar urgentemente o patologista de referência.

NEFRECTOMIA PARCIAL

NEFRECTOMIA PARCIAL

A- Orientação da peça :

- Localizar a superfície externa do rim (revestimento liso (cápsula) ou tecido adiposo)
- Qualquer outra identificação (para cima/para baixo, etc.) é geralmente impossível na ausência de um marcador cirúrgico.

B- Medição, pesagem e tintagem :

- **Medição** do fragmento de excisão cirúrgica

I__I__I__Ix I__I__I x I__I__I mm

- **Pesar** o fragmento comunicado

I__I__I__Igramas

Apenas se a peça tiver chegado intacta (sem ter sido aberta pelo cirurgião)

- A zona de ressecção cirúrgica parenquimatosa

- A superfície externa do tumor, se não houver gordura.

C- Abrir a sala :

No seu eixo mais longo, a partir do seu bordo exterior, perpendicular à secção cirúrgica entintada

D- Descrever o tumor :

- **Medição** do tumor ↔

I__I__I__Ix I__I__I x I__I__I mm

- **Contornos**

□□b em limitado mal limitado

□□e ncapsulado não encapsulado

- **Consistência**

□□q uinta molle

□□a marelo buff amarelo bege claro,

□□ m ogno castanho policromado outro

- **Remodelações**

□ necrótico: I__I__I %.

□□ cicatrização hemorrágica

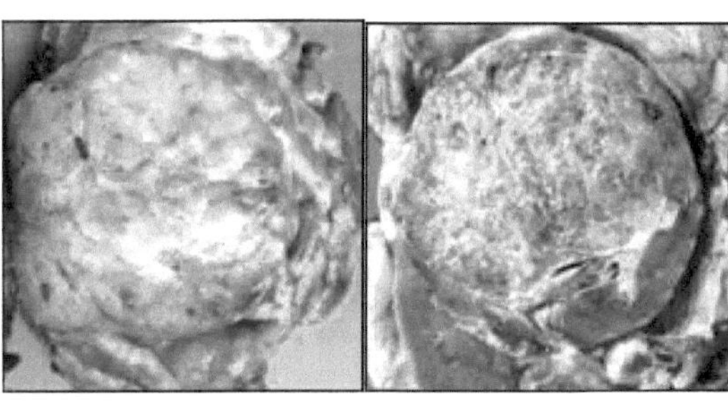

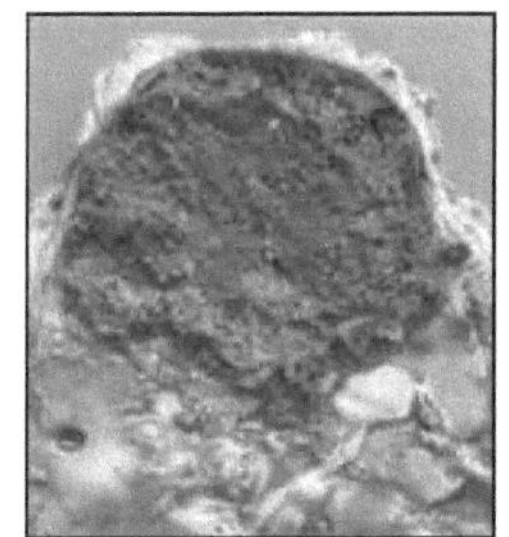

A marelo camurça Bege claro Castanho mogno

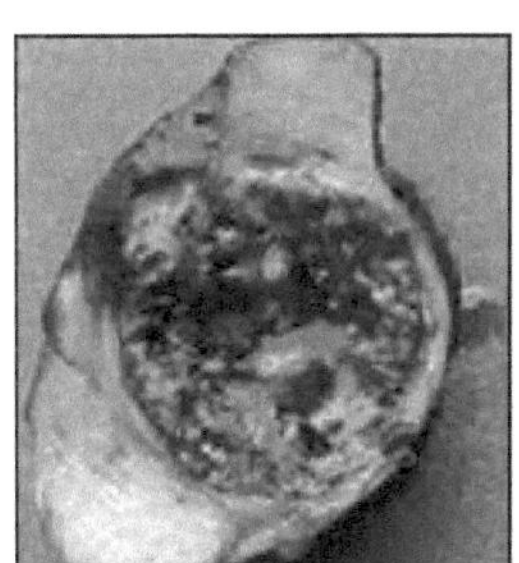

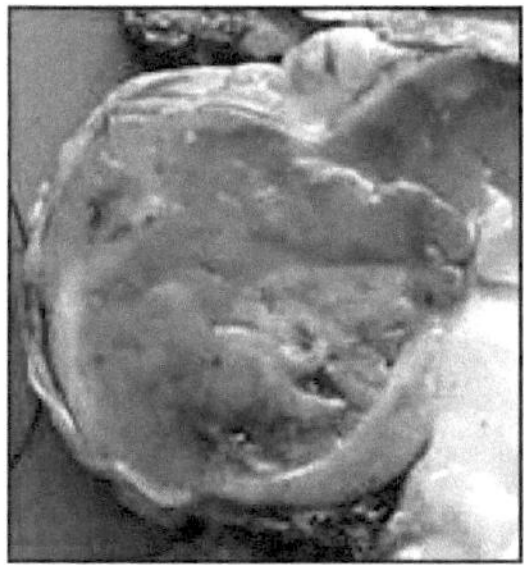

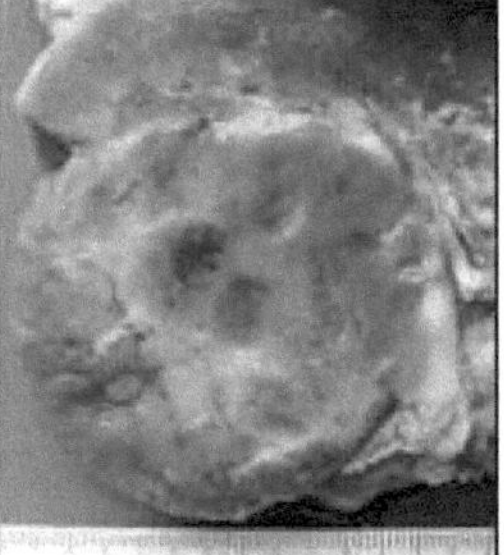

Policromado Bege escuro Amarelo alaranjado

E- Especificar e medir os rácios

- Infiltração da cápsula renal

□ sim

□ não (margem: I__I__I mm) (1 bloco)

□ ausente (ausência de cápsula renal)

- Infiltração de gordura

□ sim (profundidade I__I__I mm)

□ não (margem: I__I__I mm) (1 bloco)

□ ausente (sem tecido adiposo)

- Infiltração do trato excretor

□ sim

□ não

□ ausente (não foi encontrado nenhum trato excretor)

- Margem mínima para remoção cirúrgica (com tinta)

□ **danos**

□ **saudável I__I__I mm (>>1 bloco)**

F- Remoção do tumor :

- Inclusão total se o tumor for pequeno (<2 cm)
- Se a lesão for demasiado grande para ser incluída na sua totalidade:

- 1 bloco por cada cm do eixo mais longo do tumor

- Incluindo relatórios de tumores (*)

- Com a cápsula renal, a gordura peri-renal e as vias excretoras.

- Incluindo margens mínimas para excisão

- Profundo (secção cirúrgica com tinta)
- Lateral (tecido adiposo perirenal)

I - Equipamento necessário

- Agente de fixação: O agente de fixação habitual é a formalina tamponada a 10%.
- Lâmina
- Faca
- Tinta da China
- Régua plana
- Cassetes
- Câmara

K. Condições e regras de boas práticas

- As peças são fixadas em formalina tamponada a 10%.
- Uma fixação tardia ou deficiente pode alterar a qualidade morfológica das secções histológicas. É importante respeitar o rácio entre o volume de tecido e o volume de fixador (1/10).

- Todas as amostras devem ser enviadas para o laboratório de patologia juntamente com uma **ficha de informação clínica**. Esta ficha deve incluir a história da doença, os antecedentes do doente, os resultados dos exames paraclínicos efectuados e os dados endoscópicos.

K. Conclusão

Em conclusão, é imperativa uma abordagem metódica e exacta ao exame macroscópico de amostras de nefrectomia para caraterizar as lesões tumorais, avaliar as margens de ressecção e fornecer informações cruciais para o prognóstico e gestão dos doentes. Ao seguir as diretrizes apresentadas neste guia, os profissionais de patologia poderão melhorar a sua capacidade de interpretar com precisão as caraterísticas macroscópicas dos tumores, contribuindo assim para uma gestão mais eficaz e individualizada dos doentes.

O que provar

- **Tumor**

Inclusão total se o tumor for pequeno (<2 cm)

Se a lesão não puder ser incluída na sua totalidade :

1 bloco por cada cm do eixo mais longo do tumor

- **Relatórios (caso existam)**

  Rácio tumor/cápsula renal

  Rácio entre o tumor e o tecido adiposo perirrenal

  Rácio entre o tumor e o trato excretor

- **Margem mínima para remoção cirúrgica**

  Margem mínima para a ressecção cirúrgica profunda

  Margem mínima para excisão cirúrgica lateral

(Tecido adiposo peri-renal)

NEFRECTOMIA TOTAL

NEFRECTOMIA TOTAL

A- Tintagem, descrição do rim :

-

Na maioria dos casos, a tinta não é necessária. Tinta se necessário:

- Zonas induradas periféricas

- A superfície exterior do tumor, se não houver gordura.

- **Pesar** a peça cirúrgica inteira

I__I__I__I__Igramas

- **Medição** do rim nas 3 dimensões

I__I__Ix I__I__I x I__I__I mm

B- Ureter :

- **Localização** do ureter
- **Medição** do ureter

I__I__I__I__Imm

- **Colheita** do bordo ureteral distal (1 bloco)
- **Cateterizar** o ureter retrógrado desde o bordo ureteral até à pélvis antes de abrir a amostra.

C- Abrir a sala :

Abertura num plano coronal

- Não destapar o rim

- Abrir a peça verticalmente num plano de corte frontal, definido pelo estilete, desde o bordo exterior até ao bordo interior (hilo renal).

D- Orientação da peça :

- **Glândula suprarrenal:** amarelo-alaranjada, situada no pólo superior do rim e estendendo-se pela parte superior do bordo medial.
- **Em caso de tumor:** (neste caso, o pólo superior) Verificar se a localização do tumor corresponde às informações clínicas.

Hilo renal: medial

Ureter: trajeto do pielon até ao pólo inferior

Percorre o bordo medial do rim até ao seu pólo inferior.

Facilmente encontrado antes da abertura, a sua extremidade corresponde à parte médio-inferior do rim.

E- Veia renal :

- **Especificar se existe um trombo tumoral na veia renal** (seta)

□□s im não

N.B.: Em caso de trombo, pode ser útil incluir o limite vascular do pedículo renal (1 bloco).

- Caso contrário, incluir sistematicamente 1 bloqueio vascular do hilo que inclua a artéria e a veia renais

F- Adrenal :

- **Glândula adrenal**

□ sim (nefrectomia alargada) □ não

- **Medição** do seu eixo mais longo

I__I__I__I__Imm

- **Pesagem** da glândula suprarrenal

I__I__I__I__Igramas

- **Nódulos** o sim o não

Em caso afirmativo, especificar a sua relação com o tumor

- **Remover** a glândula suprarrenal e quaisquer ligações com o tumor (1 bloco ou mais se houver uma lesão)

G- Localização do tumor

- Verificar se a localização do tumor é coerente com as informações clínicas.

- Especificar **o local inicial do tumor**:
  - □ Parênquima
  - □ Trato excretor

- Especificar **a localização do** tumor:
  - □ Velo superior
  - □ Mediana do rim
  - □ Velo inferior
  - □ Hilaire
  - □ Enorme

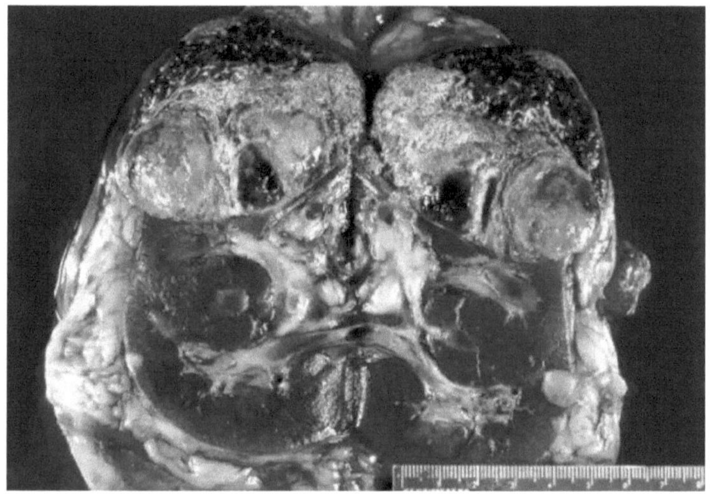

Figura 1: Tumor do pólo superior do rim

https://www.webpathology.com/images/genitourinary/kidney/renal-cell-carcinomas---i/35860...

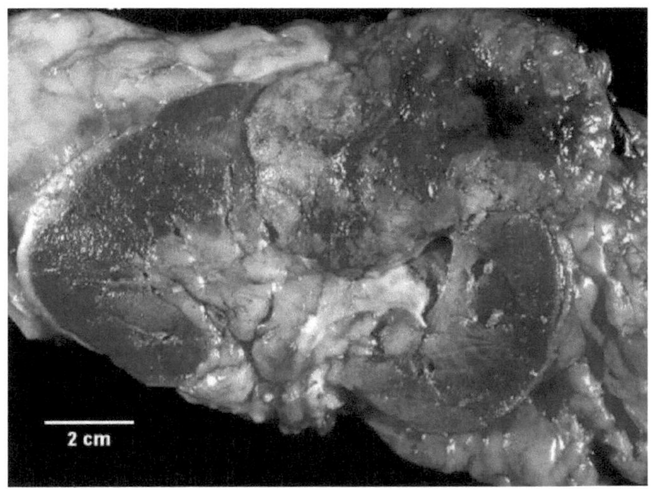

Figura 2: Tumor médio-renal

https://www.webpathology.com/images/genitourinary/kidney/renal-cell-carcinomas---i/35859.

H- Descrição do tumor :

- **Medição** do tumor :

I__I__Ix I__I__I x I__I__I mm

- Avaliar os seus **contornos** :

□□B em limitado Pouco limitado

□□E ncapsulado Não encapsulado

- Avaliação da sua **coerência** :

□ Fazenda

□ Suave

- Descrever a sua **cor**

□ Amarelo camurça

□ Bege claro

□ castanho mogno

□ policromos ou outros

- Descrever as **alterações**:

□ necrótico: I__I__I %.

□ hemorrágico

□ cicatrização

I- Amostras de tumores :

- Inclusão total se o tumor for pequeno (< 2 cm)

- Retirar 1 bloco por cada cm do eixo mais longo do tumor (se > 2 cm), dando prioridade aos **diferentes rácios**:

- com a **cápsula renal**: o envolvido o distante I__I__I)mm) (1 bloco)

- com **gordura peri-renal**: o infiltrada (profundidade I__I__I mm) o saudável 1 bloco)

- com o **hilo renal**: o infiltrado o saudável (2 blocos com vasos)

- com **vias excretoras**: invasão do cálice o sim o não

Invasão da pélvis o sim o não (1 bloco)

J- Gânglios linfáticos :

O exame macroscópico revela gânglios linfáticos apenas de forma inconstante.

- Palpação para **adenopatia** sinusal

- Incluir todos os gânglios linfáticos encontrados

K- Rim não tumoral

- Remover o **rim peritumoral normal** na junção com o tumor (1 bloco)

- Remover o **rim normal a uma distância** do tumor (1 a 2 blocos)

- Verificar a existência de lesões

- parenquimatoso (o quisto, o tumor)

- trato urinário

Procurar, em particular, uma lesão tumoral parenquimatosa síncrona, o que não é excecional.

I - Equipamento necessário

- Agente de fixação: O agente de fixação habitual é a formalina tamponada a 10%.
- Lâmina
- Faca
- Tinta da China
- Régua plana
- Cassetes
- Câmara

L. Condições e regras de boas práticas

- As peças são fixadas em formalina tamponada a 10%.
- Uma fixação tardia ou deficiente pode alterar a qualidade morfológica das secções histológicas. É importante respeitar o rácio entre o volume de tecido e o volume de fixador (1/10).

- Todas as amostras devem ser enviadas para o laboratório de patologia juntamente com uma **ficha de informação clínica**. Esta ficha deve incluir a história da doença, os antecedentes do doente, os resultados dos exames paraclínicos efectuados e os dados endoscópicos.

K. Conclusão

Em conclusão, é imperativa uma abordagem metódica e exacta ao exame macroscópico de amostras de nefrectomia para caraterizar as lesões tumorais, avaliar as margens de ressecção e fornecer informações cruciais para o prognóstico e gestão dos doentes. Ao seguir as diretrizes apresentadas neste guia, os profissionais de patologia poderão melhorar a sua capacidade de interpretar com precisão as caraterísticas macroscópicas dos tumores, contribuindo assim para uma gestão mais eficaz e individualizada dos doentes.

O que provar

Normalmente, são tomadas dez a quinze quadras na seguinte ordem:

1. limite ureteral distal (1 bloco)

2) Adrenal: (1 bloco se for saudável, 2 ou mais se for tumoral)

3. seio (hilo vascular): (2 ou 3 blocos) contendo a artéria e a veia renais e eventualmente um trombo.

visão macroscópica da veia renal - **borda vascular**

4) Tumor e suas relações (1 bloco por cm de tumor)

- rácio **tumor/hilo renal**

- rácio **tumor/cápsula renal**

- relação entre o tumor e a **gordura**

- rácio entre o tumor e **as cavidades pielocaliciais**

5. gânglios do hilo

6) Parênquima renal não tumoral :

- rim peritumoral normal (1 bloco)

- rim remoto normal (1bloco)

7. **Qualquer** suspeita de **lesão** parenquimatosa ou do trato urinário

NEFRECTOMIA POR TUMOR DO TRACTO EXCRETOR

NEFRECTOMIA POR TUMOR DO TRACTO EXCRETOR

A- Estrutura / Medida / Peso

- Na ausência de extensão tumoral visível, não é necessário tingir a amostra.

- **Medir** o rim nos seus 3 eixos I__I__I x I__I__I x I__I__I mm

- **Pesar** o rim inteiro: I__I__I__I__I gramas

B- Amostragem do bordo ureteral

- **Localização** do ureter

- **Medir** o seu comprimento I__I__I__I__I mm

- **Remover** o limite ureteral (1 bloco)

- Em seguida, cateterizar o ureter para abrir o espaço

C- Abrir a sala:

Cateterização retrógrada do ureter

- Não destapar o rim.

- Passar um estilete (ou sonda) através do ureter e até à pélvis.

- Abrir a peça verticalmente num plano de corte frontal, definido pelo estilete, desde o bordo exterior até ao bordo interior (hilo renal).

D- Orientar a peça:

Glândula suprarrenal: (ausente aqui) amarelo-alaranjado, pólo superior do rim e parte superior da margem medial.

No caso de um tumor: verificar se a localização corresponde à informação clínica

Hilo renal: em posição medio-renal e medial

Ureter: do pielon ao pólo inferior, corre ao longo da parte inferior da borda medial do rim até ao seu pólo inferior.

E- Adrenal :

- Glândula suprarrenal: o sim (nefrectomia alargada) o não

- Medir o eixo mais longo: I__I__I__I__I mm

- Pesar a glândula suprarrenal: I__I__I gramas

- Pesar o rim sem a glândula suprarrenal: I__I__I__I gramas

- Nódulo(s): o sim o não em caso afirmativo, especificar a sua relação com o tumor

- Remover a glândula suprarrenal e quaisquer ligações com o tumor (1 bloco ou mais se houver uma lesão)

F- Descrição do tumor :

- Localização

Sobreponível a informações clínicas?

□ Cálice o superior o médio o inferior

□ Pyélon (ex-berço)

□ Junção pieloureteral

□ Ureter

- Medição do tumor :

I__I__Ix I__I__I x I__I__I mm

- Contornos :

□ bem limitado o mal limitado

□ papilar ou não papilar

□ infiltrativa ou não-infiltrativa

- Tomar 1 bloco por cm de tumor com as seguintes proporções

G- Especificar as relações :

- Infiltração da parede do trato excretor:

□ sim (profundidade: I__I__I mm)

□ não (1 quarteirão)

- Infiltração do parênquima renal :

□ sim (profundidade: I__I__I mm)

□ não (margem: I__I__I mm) (1 bloco)

- Infiltração do hilo :

□ sim

□ não (margem: I__I__I mm) (1 bloco)

- Distância que o tumor corta o ureter I__I__I__I mm

H- Procurar lesões síncronas do trato excretor

- **Pesquisa de tumores síncronos à distância**

- Descrever as alterações do trato excretor e do parênquima em consequência do tumor (hidronefrose, dilatação ureteral, etc.).

- Remover qualquer lesão suspeita

I- Procurar adenopatia no hilo:

- À palpação.
- Incluir todos os gânglios linfáticos encontrados.

O exame macroscópico revela gânglios linfáticos apenas de forma inconstante.

J- Rins não tumorais :

- Rim peritumoral normal na junção com o tumor (1 bloco)
- Rim normal a uma distância do tumor (1 bloco)
- Verificar a ausência de lesões parenquimatosas (quistos, etc.). Se necessário, efetuar

K - Equipamento necessário

- Agente de fixação: O agente de fixação habitual é a formalina tamponada a 10%.
- Lâmina
- Faca
- Tinta da China
- Régua plana

- Cassetes
- Câmara

Condições e regras de boas práticas

- As peças são fixadas em formalina tamponada a 10%.
- Uma fixação tardia ou deficiente pode alterar a qualidade morfológica das secções histológicas. É importante respeitar o rácio entre o volume de tecido e o volume de fixador (1/10).

- Todas as amostras devem ser enviadas para o laboratório de patologia juntamente com uma **ficha de informação clínica**. Esta ficha deve incluir a história da doença, os antecedentes do doente, os resultados dos exames paraclínicos efectuados e os dados endoscópicos.

M. Conclusão

Em conclusão, é imperativa uma abordagem metódica e exacta ao exame macroscópico de amostras de nefrectomia para caraterizar as lesões tumorais, avaliar as margens de ressecção e fornecer informações cruciais para o prognóstico e gestão dos doentes. Ao seguir as diretrizes apresentadas neste guia, os profissionais de patologia poderão melhorar a sua capacidade de interpretar com precisão as caraterísticas macroscópicas dos tumores, contribuindo assim para uma gestão mais eficaz e individualizada dos doentes.

O que provar

Incluir na seguinte ordem

A fronteira ureteral/ureteral (1 bloco)

Glândula suprarrenal (1 bloco se for saudável, mais se for tumoral)

O tumor (1 bloco/cm) **e as suas relações :**

Relação com a parede do trato excretor (infiltração máxima)

Relação e infiltração do parênquima renal

Relação e infiltração do hilo renal

Quaisquer gânglios linfáticos no hilo renal

Parênquima renal não tumoral

Rim peritumoral normal (1 bloco)

Rim normal à distância (1 bloco)

Qualquer lesão síncrona do trato urinário superior

Qualquer lesão parenquimatosa suspeita

TESTÍCULO

TESTÍCULO

A- Descrição do testículo :

- Órgão uniforme e oblongo situado no **escroto**.
- Envolvido por uma casca fibrosa espessa (1 mm): a **albugínea**.
- É constituído por **túbulos seminíferos** organizados em lóbulos separados por septos fibrosos. Os espermatozóides são excretados por estes tubos. Seguem-se os tubos rectilíneos, que se acumulam na **rete testis** e depois no **epidídimo** e no **canal deferente** antes de se juntarem ao trato urinário na uretra prostática.
- Entre os túbulos seminíferos, as células de Leydig segregam testosterona.
- **Peso total médio** (para um adulto): 14 a 20 gramas
- **Tamanho médio** (num adulto): 4 cm de comprimento por 2,5 cm de espessura por 3 cm de diâmetro antero-posterior.

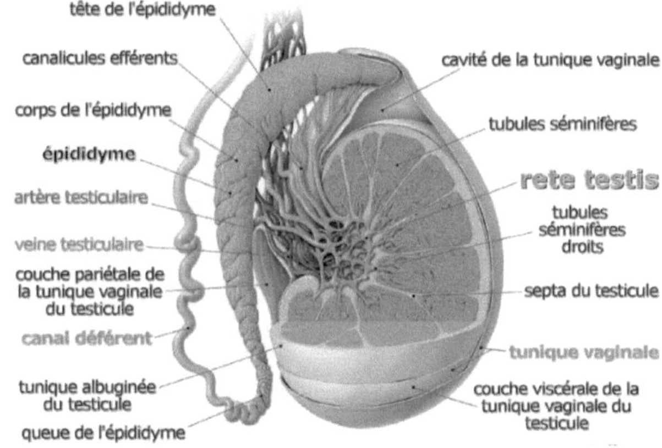

Figura 1: Esquema de um testículo

https://www.aquaportail.com/dictionnaire/definition/3367/testicule

B- Os seus relatórios :

- É rodeado por uma **vagina testicular**, com exceção do seu bordo posterior e da parte inferior.
- O **epidídimo** drena a rete testis na sua cabeça no pólo superior do testículo e depois desce, reflectindo-se no bordo posterior do testículo para formar o corpo e depois a cauda.

- Separa-se na parte média do testículo, onde se chama **canal deferente**, e sobe em direção à próstata.

C- Critérios de referenciação :

Não existem marcadores fiáveis para distinguir macroscopicamente entre orquiectomia direita e esquerda.

- O **cordão espermático** (canal deferente) entra em contacto com o testículo na sua parte posteroinferior.
- A cabeça do **epidídimo** está localizada no pólo superior do testículo.
- O epidídimo corre ao longo do bordo posterior do testículo.
- A **vagina** rodeia o testículo

Exceto o bordo posterior e a parte inferior do testículo.

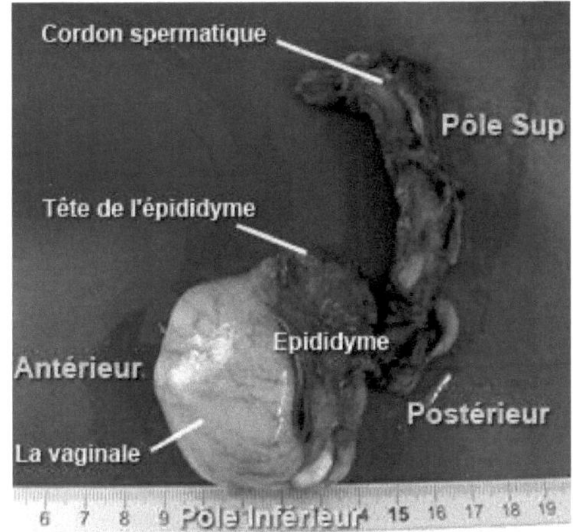

Figura 2: Critérios para a orientação de uma amostra de orquiectomia

D- Medição

- Medição do **cordão**

I__I__I__I__Imm

- Medir o **testículo** nos três eixos

I__I__Ix I__I__I x I__I__I mm

E- Remoção do cordão :

É importante remover o cordão espermático **antes de abrir a peça de orquiectomia**, para evitar a contaminação do cordão espermático e para evitar o sobrepastoreio do tumor com falsos êmbolos.

Retirar o cordão e tirar 3 níveis de corte transversal por ordem:

- corte da secção **distal** (limite cirúrgico) (1 bloco)

- fatia de secção **média** (1 bloco)

- secção **proximal** (parte justa-testicular) (1 bloco)

F- Tintagem :

Normalmente, não é necessário aplicar tinta nas peças de orquiectomia.

Abrir a vagina

Seccionar a vagina, se existir, a partir do lado anterior.

Observar a presença de uma eventual hidrocele (derrame líquido da vagina testicular).

□□s im não

G- Secção testicular :

Seccionar o testículo **ao longo do seu eixo mais longo** (eixo sagital)

2 possibilidades:

→ **Abertura no estado fresco, respeitando** inicialmente o epidídimo, a fim de efetuar cortes subsequentes que atravessem o epidídimo após a fixação.

→ **Abertura após fixação,** abertura através do epidídimo

H- Pesagem do testículo :

Pesar o testículo

I__I__I__Igramas

I- Descrição do tumor e do testículo não-tumoroso :

Fotografia sala aberta

Descrição do **tumor**

- **Número de** nódulos tumorais
- **Medição** do tumor nos seus 3 eixos

■ **Aspeto**: **% de necrose**, heterogeneidade, consistência, alterações (hemorragias, quistos, zonas mucóides, fibrose, calcificações ou ossificações)

■ **Rácios e margens das notas**

→ Com albugínea

→ Com o epidídimo

→ Com fio

■ **Descrição do testículo não tumoral**

- Aspeto fibroso
- Presença de nódulos acessórios

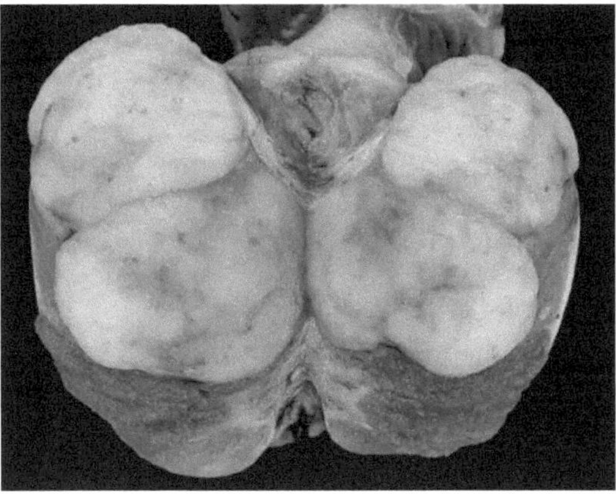

Figura 3: Tumor testicular esbranquiçado, multinodular, claramente demarcado.

https://www.webpathology.com/images/genitourinary/testis/germ-cell-tumors---i/36454.

J- Remoção do tumor e do testículo não tumoral :

- Tumores pequenos com 1 a 2 cm de dimensão: incluir na totalidade

- Tumores com mais de 2 cm :

Incluir pelo menos 1 bloco por cm do eixo mais longo do tumor.
Amostragem de **áreas macroscopicamente**

- Zonas necróticas e hemorrágicas
- Zonas

Registar **relatórios** com

- Com albugínea (1 bloco)
- Com o epidídimo (cabeça e superfície posterior) (1 a 2 blocos)
- Com o aparecimento do cordão (1 bloco)

- Testículo e epidídimo não-tumorais :

Testículo normal: testículo normal - relações tumorais (2 blocos)

- relação testículo - epidídimo (cabeça e superfície posterior) (2 blocos)

- relação epididimária-tumoral, se possível

K - Equipamento

- Agente de fixação: O agente de fixação habitual é a formalina tamponada a 10%.
- Lâmina
- Faca
- Tinta da China
- Régua plana
- Cassetes
- Câmara

L. Condições e regras de boas práticas

- As peças são fixadas em formalina tamponada a 10%.
- Uma fixação tardia ou deficiente pode alterar a qualidade morfológica das secções histológicas. É importante respeitar o rácio entre o volume de tecido e o volume de fixador (1/10).

- Todas as amostras devem ser enviadas para o laboratório de patologia juntamente com uma **ficha de informação clínica**. Esta ficha deve incluir a história da doença, os antecedentes do doente, os resultados dos exames paraclínicos efectuados e os dados endoscópicos.

M. Conclusão

Em conclusão, é imperativa uma abordagem metódica e exacta ao exame macroscópico das amostras de orquiectomia, de modo a caraterizar as lesões tumorais, avaliar as margens de ressecção e fornecer informações cruciais para o prognóstico e gestão dos doentes.

Ao seguir as diretrizes apresentadas neste guia, os profissionais de patologia poderão melhorar a sua capacidade de interpretar com precisão as caraterísticas macroscópicas dos tumores, contribuindo assim para uma gestão mais eficaz e individualizada dos doentes.

O que provar

▪ Cordão espermático

Sempre primeiro antes de seccionar o testículo

- Corte da secção distal (limite cirúrgico) (1 bloco)
- Fatia de secção média (1 bloco)
- Corte da secção proximal (parte justa testicular) (1 bloco)

▪ Tumor

· **Tumores pequenos de 1 a 2 cm:** incluir na totalidade

· **Tumores com mais de 2 cm**

Incluir pelo menos 1 bloco por cm do eixo mais longo do tumor.

Amostragem de áreas macroscopicamente

- Zonas necróticas e hemorrágicas
- Zonas

Registar relatórios

- Com albugínea (1 bloco)
- Com o epidídimo (cabeça e superfície posterior) (1 a 2 blocos)
- Com cabo (1 bloco)

▪ Testículo e epidídimo não-tumorais

· **Testículo** normal: testículo normal - relações tumorais (2 blocos)

- Relação testículo-epidídimo (cabeça e superfície posterior) (2 blocos)
- Rácio epididimário-tumoral, se possível

CISTO-PROSTATECTOMIA

CISTO-PROSTATECTOMIA

A- Anatomia - orientação :

1- Bexiga :

A bexiga é derivada embriologicamente do seio urogenital.
A bexiga é uma cavidade/reservatório na confluência dos tractos excretores superiores (ureteres direito e esquerdo) e a sua forma varia em função do seu reabastecimento.
A urina sai pela uretra, do lado oposto ao colo da bexiga.

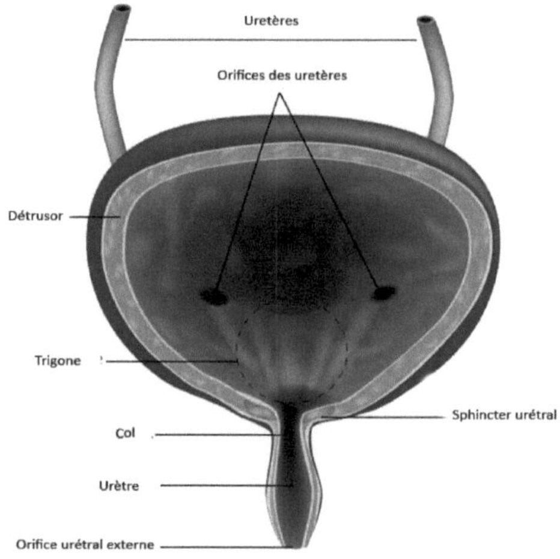

Figura 1: Diagrama da bexiga

https://cancer-parc-tubiana.docvitae.fr/cancer-de-la-vessie-et-des-voies-urinaires/la-vessie-un-schema-pour-comprendre

2- Parede da bexiga :

- **O urotélio** reveste a cavidade da bexiga que contém a urina.
- **Uma mucosa muscular** divide o tecido conjuntivo subepitelial em **córion superficial** e **córion profundo.**
- A musculatura espessa é também conhecida como **detrusor** na bexiga.

- **O tecido adiposo peri-vesical** compreende uma parte peritonealizada (superfície superior e parte posterior) e uma parte não peritonealizada correspondente ao trajeto de remoção cirúrgica (a tingir).

3- Diferentes regiões da bexiga :

O trígono é a área triangular da superfície posterior entre os orifícios ureterais e o colo da bexiga.

Aqui, **a superfície anterior** é seccionada para abrir a bexiga.

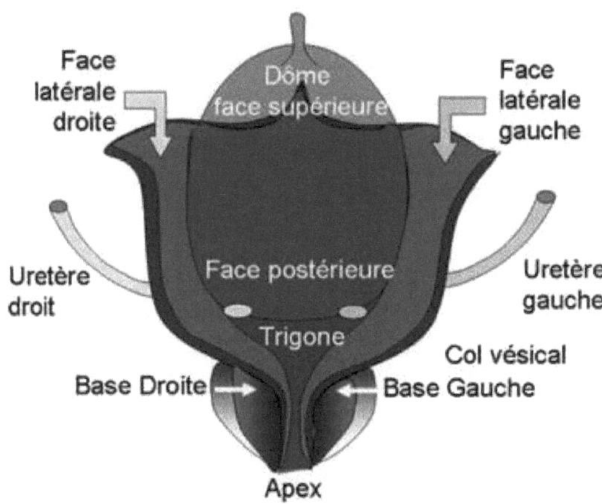

Figura 2: Diferentes regiões da bexiga

4- Próstata :

A próstata encontra-se na junção dos canais urinário (uretra) e espermático (canal deferente).

A uretra prostática vai desde a base (topo e frente) até ao ápice (fundo e costas).

É unida ao meio pelos ductos ejaculatórios, que atravessam a próstata pela parte posterior-superior.

Vários autores tentaram descrever as regiões prostáticas

A descrição anatómica descreve :

- o **istmo** à frente da uretra.

- o **lobo médio** entre a uretra, na parte anterior, e os canais ejaculatórios, na parte posterior

- os **lobos prostáticos direito e esquerdo**, por detrás dos canais ejaculadores, de cada lado do lobo médio.

A descrição histológica (Mc Neal) descreve quatro regiões

- a zona central: rodeia o canal deferente, com a base póstero-superior do cone a formar a base da próstata.

- a zona de transição: situa-se em torno da parte proximal da uretra prostática. Alguns autores consideram-na como parte da zona periférica.

- a zona periférica: (70% da próstata) envolve as zonas central e de transição na parte superior da próstata e toda a uretra prostática distal abaixo do veru montanum.

- a zona fibromuscular anterior: desprovida de glândulas prostáticas, reveste a superfície anterior da próstata, dando-lhe o seu aspeto convexo.

Peso total médio: 20 gramas

Tamanho médio: 3 cm de altura, 4 cm de largura e 2 cm de espessura.

5- Peritoneu

O peritoneu (linha pontilhada verde) cobre a parte superior da bexiga e desce posteriormente para formar o fundo de saco de Douglas.

O aspeto macroscópico é liso e brilhante

6- Relatórios locais e regionais :

A bexiga responde

- anteriormente à **parede abdominal** e **à sínfise púbica**
- de volta ao **reto** e às **vesículas seminais**
- acima da **cavidade peritoneal**
- para baixo, do colo da bexiga até à **próstata**
- Lateral às paredes laterais da pélvis

7- Critérios de referenciação :

- **A próstata** está localizada na parte inferior.
- A sua superfície anterior é convexa
- A sua superfície posterior é plana.

- **Os ureteres**, identificados pelo cirurgião utilizando um lago ou uma sonda, encontram-se na parte posterior da peça.
- **O peritoneu** cobre a parte superior da bexiga e desce posteriormente para formar o fundo de saco de Douglas

B- Preparação da peça :

· **Dimensão da sala de operações:** I__I__I__Ix I__I__I__Ix I__I__I__I__Imm

- **Remover os clips** e as suturas para evitar rasgar o tecido, uma fonte de margens falsas positivas

- **Enquadrar toda a sala de operações**,

2 cores diferentes disponíveis para a frente e o verso.

Deixar secar durante 5 minutos, limpar com papel e mergulhar a peça de trabalho durante 1 minuto em formaldeído acético ou Bouin, permitindo a sua gravação.

C- Abertura e descrição do bloco operatório

- **Cateterizar a uretra prostática** desde o ápice prostático até à base (colo da bexiga e lúmen da bexiga)

- **Cortar sagitalmente** ao longo do estilete no meio da **superfície anterior**.

- **Remover** os bordos da peça cirúrgica e descrever a lesão

- **Fotografia** da peça cirúrgica o sim o não

- **Fixar** a peça cirúrgica durante um máximo de 48 horas em formalina tamponada/formalina acética

D- Ureteres

- Medição

Ureter direito I__I__I__I__I mm

U reter esquerdo I__I__I__I__I mm

- Tomar os bordos ureterais direito e esquerdo se não tiverem sido comunicados separadamente (2 blocos)

- **Cateterizar os ureteres** a partir do seu limite proximal

Pode ser injectada solução salina para dilatar os ureteres.

Se os ureteres não forem encontrados externamente, tentar cateterizá-los a partir dos orifícios ureterais utilizando uma via endovesical.

- **Abrir ao longo dos estiletes** e localizar os orifícios ureterais direito e

- **Descrever a sua relação com o tumor**

Tumor - Orifício ureteral direito : I__I__Imm

Tumor - orifício ureteral esquerdo: I__I__I mm

- **Remover os orifícios ureterais direito e esquerdo** 2 blocos)

E- Vesículas seminais :

- Tamanho da vesícula seminal **direita**: I__I__I__I__I mm

- Tamanho da vesícula seminal **esquerda**: I__I__I__I__I mm

- **Infiltração das** vesículas seminais :

o VS direito o VS esquerdo o sem infiltração

- **Corte** da vesícula seminal

- 1 fração de base

- 1 secção longitudinal

Fazer um bloco por vesícula (2 blocos)

F- Próstata :

Depois de abrir a frente (passo 3)

- **Tamanho da próstata**

Altura: I__I__I mm Largura: I__I__I mm Espessura: I__I__I mm

- **Localização do colo da bexiga**

Medir a distância entre **o tumor e o colo da bexiga:** I__I__I mm

Retirar a flange da bexiga em forma de cone (1 bloco)

Entalhe de bisturi à esquerda para diferenciar a lateralidade à microscopia

- Cortar a próstata em **fatias horizontais macroscopicamente em série.**

Tomar 5 fatias, isolando os lobos direito e esquerdo (10 blocos)

G- Descrever o tumor :

- Número de tumores :

□ □S em tumor visível Único

□□M ultifocal (Número: I__I__I) Difusa

- Localização(ões) do tumor :

□□ Frente da cúpula

□□O rifício ureteral D Orifício ureteral G

□□T rigono Superfície posterior

□□C olo do útero Uretra prostática

□□L ado D Lado G

□ Tumor no

- Tamanho do tumor

Tumor principal: I__I__I__I__I__I x I__I__I__I__I mm

Profundidade máxima de infiltração: I__I__I mm

Tumores acessórios: I__I__I mm, I__I__I mm, I__I__I mm

- Modo de crescimento :

□□□□b rotamento infiltrativo ulcerado não especificado

- Alterações necróticas : sim

H- Remoção do tumor :

Tumor (>5 blocos)

Pelo menos 5 blocos, à razão de 1 bloco por cm, envolvendo de preferência um corte completo do tumor com a **profundidade máxima de infiltração** e a superfície do tumor.

Profundidade de infiltração :

□□- membrana mucosa não sim

- muscular (Detrusor) o não o sim

Macroscopicamente, é difícil determinar a profundidade da infiltração da muscularis propria (superficial ou profunda).

- tecidos perivesicais o não o sim

Relatórios

- Margens de excisão cirúrgica

Com banco não peritonealizado (tecido perivesical)

o afetado (localização:) o distante I__I__I)mm) (1 bloco)

com a serosa (peritoneal) :

o afetado (localização:) o distante I__I__I)mm) (1 bloco)

- Rácio bexiga tumoral/bexiga não tumoral (1 bloco)

I- Colheita da bexiga peri-tumoral :

- **Medir** a bexiga: I__I__I x I__I__I x I__I__I__Imm

- **Descrever** a mucosa não tumoral da bexiga

o normal o polipoide o frágil o ulcerado o diverticular

- **Mapeamento da bexiga não tumoral** (localizar): (até 6 blocos)

o bloquear o trígono:I__I__I

o cúpula de bloco:I__I__I

o bloqueio da face anterior:I__I__I__I

o bloco da face posterior:I__I__I__I

o bloco facial lateral direito:I__I__I__I

o bloqueio da face lateral esquerda:I__I__I__I

- Estruturas peri-vesicais

Nódulos no tecido adiposo peri-vesical

Número:

Eixo mais longo do maior: I__I__I mm

I - Equipamento necessário

- Agente de fixação: O agente de fixação habitual é a formalina tamponada a 10%.
- Lâmina
- Faca
- Tinta da China
- Régua plana
- Cassetes
- Câmara

B. Condições e regras de boas práticas

- As peças são fixadas em formalina tamponada a 10%.
- Uma fixação tardia ou deficiente pode alterar a qualidade morfológica das secções histológicas. É importante respeitar o rácio entre o volume de tecido e o volume de fixador (1/10).

- Todas as amostras devem ser enviadas para o laboratório de patologia juntamente com uma **ficha de informação clínica**. Esta ficha deve incluir a história da doença, os antecedentes do doente, os resultados dos exames paraclínicos efectuados e os dados endoscópicos.

K. Conclusão

Em conclusão, é imperativa uma abordagem metódica e exacta ao exame macroscópico de amostras de cistoprostatectomia radical para caraterizar as lesões tumorais, avaliar as margens de ressecção e fornecer informações cruciais para o prognóstico e gestão dos doentes. Ao seguir as diretrizes apresentadas neste guia, os profissionais de patologia poderão melhorar a sua capacidade de interpretar com precisão as caraterísticas macroscópicas dos tumores, contribuindo assim para uma gestão mais eficaz e individualizada dos doentes.

O que provar

▪ **Limites**
- Limites ureterais direito e esquerdo (2 blocos)
- Orifício ureteral direito (1 bloco)
- Orifício ureteral esquerdo (1 bloco)
- Flange da bexiga (em forma de cone) (1 bloco)

▪ **Vesículas seminais**
- 1 bloco por vesícula seminal (2 blocos)

▪ **Próstata**
5 cortes macroscópicos do ápice à base, isolando a direita e a esquerda (10 blocos)
Localizando a parte posterior através de uma incisão
Se houver suspeita de lesões na próstata: consultar o protocolo de

▪ **Tumor**
Pelo menos 5 blocos a uma taxa de 1 bloco por cm (>5 blocos)
Um corte completo do tumor com a **área de infiltração máxima** e a **área de superfície do tumor** é de grande interesse

▪ **Relações tumorais**
A **margem com o bordo da excisão cirúrgica com tinta, não peritonealizada**, dos tecidos peri-vesicais correspondente à excisão cirúrgica mínima (localizar)
A **margem com a serosa** (zona peritoneal não tingida)
Um rácio **entre a bexiga com tumor e a bexiga** sem tumor

▪ **Bexiga não tumoral**
- Mapeamento da bexiga não tumoral (localizar): (até 6 blocos)
Trigon, cúpula, face anterior, face posterior, faces laterais direita e esquerda
Estruturas peri-vesicais :
Nódulos no tecido adiposo peri-vesical

PRÓSTATA

Próstata

A- Critérios de referenciação :

Para orientar a peça cirúrgica, passar um **estilete** através da uretra: a uretra é mediana no ápice e anterior na base.

A base está no topo.

As vesículas seminais estão localizadas superior e posteriormente.

A superfície posterior **do reto** é plana, enquanto a superfície anterior é convexa.

O vértice pontiagudo encontra-se na parte inferior.

B- Tintagem

- **Remover as suturas** e os clips para evitar rasgar o tecido, uma fonte de margens falsas positivas

- **Pintar** toda a peça cirúrgica com as vesículas seminais (2 cores D e G, se necessário)

- **Deixar secar** durante 5 minutos, mergulhar a peça de trabalho (1 a 2 minutos) em formaldeído acético ou vinagre branco, deixando a tinta da China mordente, antes de a fixar com formaldeído a 10% ou formaldeído acético.

C- Medição - Pesagem :

Próstata :

- Altura: do vértice à base

- Largura (diâmetro transversal)

- Espessura da próstata: diâmetro antero-posterior.

Vesículas seminais :

Medir as vesículas seminais direita e esquerda ao longo do seu eixo mais longo.

Pesar a próstata antes e depois da remoção das vesículas seminais.

Pesar as vesículas seminais

É essencial que a peça cirúrgica tenha sido marcada antes do descolamento das vesículas seminais

D- Fixação :

- Em formalina a 10% ou **formalina acética**.

- **Tempo de fixação: 24 h** se pré-cortada ou próstata pequena; **48 a 60 h** se não aberta ou parte grande.

- **Podem ser pré-cortadas** fatias grossas (2 cm de espessura com um máximo de 2 fatias para evitar a distorção da peça), perpendiculares à uretra e à superfície rectal, permitindo uma fixação mais rápida.

E- Colheita de amostras do colo da bexiga

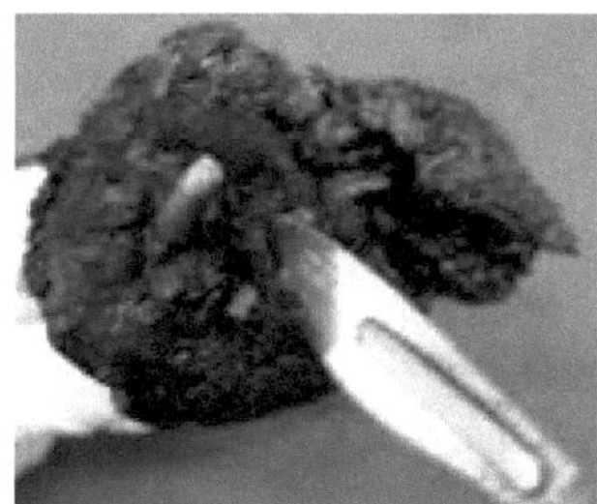
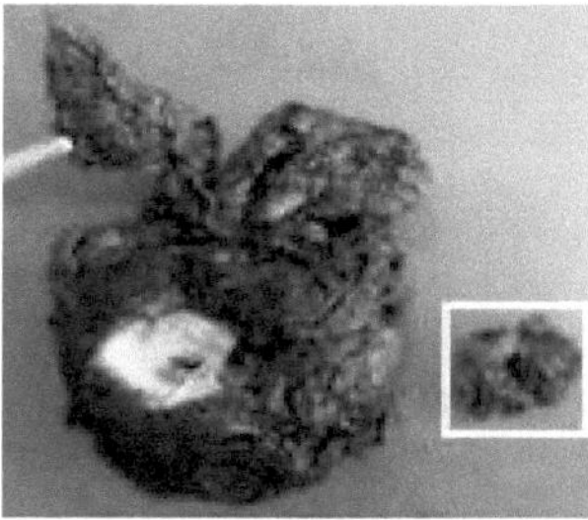

Figura 2: Colheita de amostras do colo da bexiga

1 Isolamento do pescoço: remoção de um cone à volta do estilete na superfície superior, perpendicular ao pescoço.

para a uretra (2 mm de espessura)

F- Remoção das vesículas seminais

G- Retirada da base :

Colheita da base (margem cirúrgica proximal ou superior)

Inclusão completa das secções sagitais da base. **Bloco A**

Uma fatia horizontal da base, com 3 a 6 mm de espessura, é cortada sagitalmente para a direita e para a esquerda, partindo do centro para o exterior.

H- Remoção do ápice :

Colheita do ápice (margem cirúrgica distal ou inferior)

- Inclusão total de secções sagitais do ápice. **Blocos C**
- Corte horizontal do ápice, de 3 a 6 mm de espessura, com cortes sagitais, distinguindo os ápices direito e esquerdo.
- Ex blocos CD (direita) e CG (esquerda). O lado interior dos cortes está virado para o fundo da cassete. Pode ser efectuado um entalhe posterior.

I- Amostragem transversal da glândula prostática

Secções transversais escalonadas de toda a glândula, perpendiculares à superfície rectal e à uretra: secções com 2 a 3 mm de espessura**,** partindo do ápice em direção à base. Cada secção é identificada por uma letra de E a X.

As secções são incluídas na sua totalidade, separando os lados direito e esquerdo. A superfície posterior é incisada para facilitar a localização das secções.

Separação do lado direito, do lado esquerdo e da parte da frente, se não couber na cassete.

No caso de uma grande operação, se não for possível incluir toda a próstata, toda a operação deve ser colocada em cassetes numeradas e apenas uma fatia de 2 deve ser incluída. Estas cassetes podem ser incluídas secundariamente se não for detectada qualquer proliferação tumoral nos blocos inicialmente incluídos.

O que descrever?

- **Tamanho**: - altura, largura, espessura da glândula prostática

  - comprimento das vesículas seminais

- **Peso**: - da próstata com as vesículas seminais

  - vesículas seminais

  - da próstata sem as vesículas seminais

- **As lesões** da próstata não são geralmente visíveis macroscopicamente, pelo que é necessário incluir toda a glândula.

J - Equipamento necessário

- Agente de fixação: O agente de fixação habitual é a formalina tamponada a 10%.
- Lâmina
- Faca
- Tinta da China
- Régua plana
- Cassetes
- Câmara

K. Condições e regras de boas práticas

- As peças são fixadas em formalina tamponada a 10%.
- Uma fixação tardia ou deficiente pode alterar a qualidade morfológica das secções histológicas. É importante respeitar o rácio entre o volume de tecido e o volume de fixador (1/10).
- Todas as amostras devem ser enviadas para o laboratório de patologia juntamente com uma **ficha de informação clínica**. Esta ficha deve incluir a história da doença, os antecedentes do doente, os resultados dos exames paraclínicos efectuados e os dados endoscópicos.

L. Conclusão

Em conclusão, é imperativa uma abordagem metódica e exacta ao exame macroscópico das amostras de prostatectomia para caraterizar as lesões tumorais, avaliar as margens de ressecção e fornecer informações cruciais para o prognóstico e gestão dos doentes. Ao seguir as diretrizes apresentadas neste guia, os profissionais de patologia poderão aperfeiçoar a sua capacidade de interpretar com precisão as caraterísticas macroscópicas dos tumores, contribuindo assim para uma gestão mais eficaz e individualizada dos doentes.

O que provar

A técnica de colheita de amostras da próstata baseia-se na técnica de Mac Neal modificada. **Deve ser incluída a totalidade da próstata**.

Nota: na técnica de Mac Neal, a secção B (colo da bexiga) é colada primeiro, seguida da secção D (vesículas seminais), depois a secção A (base) e, por fim, a secção C (ápice).

Por ordem de

- Bloco B: colo da bexiga

- Blocos DD e DG: vesículas seminais

- Blocos AD e AG: base

- Blocos CD e CG: vértice

- Blocos ED, EG +/- EA: primeira secção junto ao vértice

- blocos FD, FG +/- F1: segundo corte macroscópico de baixo para cima

- Os blocos G, H, ... incluem todas as fatias do vértice à base

Se a próstata for demasiado grande, é possível incluir cada segundo corte macroscópico, mantendo os cortes não incluídos como cassetes numerados.

CONCLUSÃO

Em conclusão, este Guia Prático de Patologia Urológica é uma referência essencial para os anatomopatologistas confrontados com o exame meticuloso de peças cirúrgicas urológicas. Ao esclarecer as subtilezas da análise macroscópica, este livro oferece uma metodologia rigorosa e protocolos apropriados para a interpretação exacta de patologias específicas do trato urogenital, particularmente as formas malignas.

Este guia, concebido para fornecer orientações esclarecidas sobre práticas diagnósticas e terapêuticas, destina-se a ser um companheiro indispensável na aquisição dos conhecimentos necessários para a especialização avançada em anatomia patológica urológica. Cada espécime torna-se assim uma fonte de aprendizagem aprofundada, permitindo uma identificação precisa das lesões, uma descrição meticulosa e a avaliação dos marcadores de prognóstico cruciais para uma gestão óptima do doente.

Ao incentivar uma abordagem analítica e crítica de cada caso, este livro tem como objetivo alimentar a curiosidade intelectual e o profissionalismo dos médicos, inspirando-os a prosseguir uma busca incessante de melhoria. Que este recurso se torne o pilar da sua prática, impulsionando os seus conhecimentos para novos patamares e contribuindo para o avanço contínuo da medicina urológica.

RESUMO

Este guia destina-se a especialistas com formação em anatomia patológica e centra-se no exame macroscópico de amostras cirúrgicas urológicas. Abrange espécimes de nefrectomia, tumores do trato excretor, espécimes testiculares, cistoprostatectomias e prostatectomias radicais. O guia fornece protocolos claros para a identificação e descrição de tumores, salientando os factores de prognóstico essenciais. O seu objetivo é reforçar as competências dos especialistas e melhorar a qualidade do diagnóstico em patologia urológica.

REFERÊNCIAS BIBLIOGRÁFICAS

1. Varma M, Dormer J. Macroscopia de amostras do sistema geniturinário. Clin Pathol. 2024;77(3):177-183.

2. Daniel L, Liprandi A, De Fromont M, Lechevallier E, Pellissier JF. Princípios gerais do exame macroscópico dos tumores renais. Annales de Pathologie. 1998;18(2):152.

3. Drabent P, Picard C, Dijoud F, Galmiche L, Mussini C, Boudjemaa S, Coulomb-L'Hermine A, Berrebi D. Macroscopic management of nephrectomy specimens after chemotherapy for childhood kidney tumours. Revue Francophone des Laboratoires. 2022;538:30-37.

4. Varma M, Collins LC, Chetty R, Karamchandani DM, Talia K, Dormer J, Vyas M, Conn B, Guzmán-Arocho YD, Jones AV, Pring M, McCluggage WG. Exame macroscópico de amostras de patologia: uma reavaliação crítica. Clin Pathol. 2024;77(3):164-168.

5. https://www.webpathology.com/

6. https://librepathology.org/wiki/Orchiectomy_grossing

7. https://www.uclahealth.org/sites/default/files/documents/Orchiectomy%20%28Neoplastic%29%2005.20.2020%20HY.pdf

8. https://voices.uchicago.edu/grosspathology/gu-renal/prostate-prostatectomy/

9. https://www.uclahealth.org/sites/default/files/documents/Radical%20Prostatectomy%2004.15.22.pdf

10. Rao BV, Soni S, Kulkarni B, et al. Grossing and reporting of radical prostatectomy specimens: An evidence-based approach. J Pathol Inform. 2024;5:123-130.

11. Montironi R, Beltran AL, Mazzucchelli R, et al. Handling of Radical Prostatectomy Specimens: Total Embedding with Large-Format Histology (Manuseamento de amostras de prostatectomia radical: incorporação total com histologia de grande formato). Int J Breast Cancer. 2012 Jul 10;2012:932784. doi: 10.1155/2012/932784.

12. https://documents.cap.org/protocols/cp-malegenital-prostate-radicalprostatectomy-19-4040.pdf

13. Sung MT, Davidson DD, Montironi R, et al. Radical prostatectomy specimen processing: A critical appraisal of sampling methods (Processamento de amostras de prostatectomia radical: Uma avaliação crítica dos métodos de amostragem). Curr Diagn Pathol. 2007;13(6):490-498.

14. https://www.pathology.med.umich.edu/static/apps/cutting/RADICAL_PROSTATECTOMY_Whole_Mount.pdf

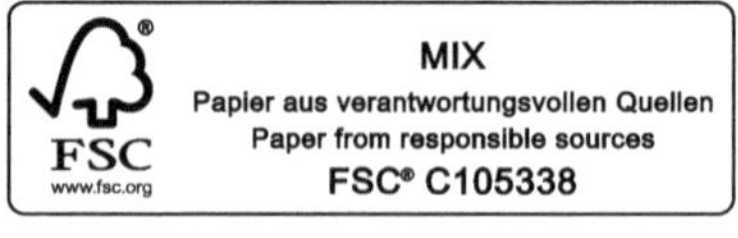

Printed by Books on Demand GmbH, Norderstedt / Germany